AF501328

QUELQUES CONSIDÉRATIONS

SUR LA

FIÈVRE DES FOINS

ET PRINCIPALEMENT

DE LA CONJONCTIVITE ET DE L'OTITE

DANS CETTE MALADIE

PAR

Pierre GIFFO,
Docteur en médecine de la Faculté de Paris.

PARIS
A. PARENT IMPRIMEUR DE LA FACULTÉ DE MÉDECINE
29-31, RUE MONSIEUR-LE-PRINCE, 29-31.

1879

QUELQUES CONSIDÉRATIONS

SUR LA

FIÈVRE DES FOINS

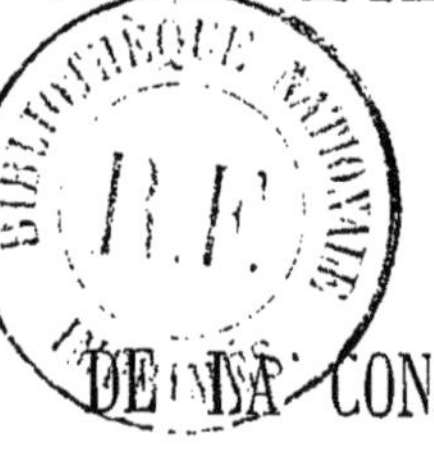

ET PRINCIPALEMENT

DE LA CONJONCTIVITE ET DE L'OTITE

DANS CETTE MALADIE

PAR

Pierre GIFFO,
Docteur en médecine de la Faculté de Paris.

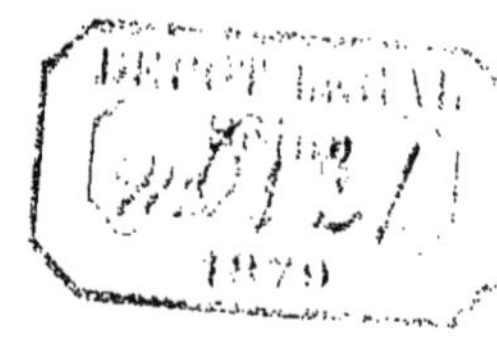

PARIS
A. PARENT IMPRIMEUR DE LA FACULTÉ DE MÉDECINE
29-31, RUE MONSIEUR-LE-PRINCE, 29-31.

1879

A LA MÉMOIRE

DE MA MÈRE

Giffo.

A MON PÈRE

A MON FRÈRE ET A MA SŒUR

A MES ONCLES ET A MES TANTES

A MES PARENTS

A MES AMIS

A mon président de thèse

M. LE DOCTEUR PETER

Professeur de Pathologie médicale à la Faculté de Médecine de Paris.

Médecin de l'hôpital de la Pitié.

A M. LE DOCTEUR GALEZOWSKI

Professeur libre d'ophthalmologie à l'Ecole pratique de la Faculté de Paris.

Chevalier de la Légion-d'Honneur.

A M. LE Dr LADREIT DE LACHARRIÈRE

Médecin en chef de l'Institution nationale des Sourds-Muets,

Officier de la Légion-d'Honneur.

A MES MAITRES DANS LES HOPITAUX

QUELQUES CONSIDÉRATIONS

SUR LA

FIÈVRE DES FOINS

ET PARTICULIÈREMENT

DE LA CONJONCTIVITE ET DE L'OTITE

DANS CETTE MALADIE

INTRODUCTION.

Elève de la clinique de M. Galezowski, nous avons eu une fois cette année l'occasion d'observer une conjonctivite de fièvre des foins chez un malade atteint depuis longtemps de cette maladie.

En faisant des recherches sur la fièvre des foins, l'asthme des foins (hay asthma, hay fever), nous avons été frappé du désaccord qui existe entre les auteurs à son sujet. On a discuté sur sa nature : les uns, en plus grand nombre, la considérant comme une maladie spéciale, les autres la confondant avec l'asthme; on a discuté surtout sur sa pathogénie, sur son étiologie, d'où les différentes dénominations qui lui ont été données.

Il nous a paru que la plupart des auteurs ont trop laissé de côté un des symptômes principaux de la maladie, la conjonctivite, qui non-seulement est un symptôme constant, mais qui peut exister seule et constituer la conjonctivite de fièvre des foins.

Nous nous proposons donc dans cette thèse de faire quelques considérations générales sur la fièvre des foins, sur sa nature, sur ses causes, et nous décrirons ensuite la conjonctivite dans cette maladie, conjonctivite qui est évidemment de nature spéciale, car elle diffère absolument et par ses symptômes et par sa durée de la conjonctivite catarrhale, quoiqu'elle s'en rapproche par les symptômes physiques.

Nous baserons notre description sur les faits observés chez ce malade que nous avons vu à la clinique de M. Galezowski, et dont nous n'avons pu, à notre grand regret, compléter l'histoire, sur deux observations que nous devons à l'obligeance de M. Galezowski et sur les quatre qui ont été publiées dernièrement dans le recueil d'ophthalmologie de M. Galezowski, avril 1879.

Nous dirons quelques mots en terminant de l'otite catarrhale dans la fièvre des foins, ce symptôme pouvant constituer une affection très-rebelle et persister assez longtemps alors que tous les autres symptômes du hay fever ont complétement disparu.

Qu'il nous soit permis de témoigner notre reconnaissance à M. le Dr Galezowski et à M. le Dr Ladreit de Lacharrière qui, après nous avoir initié aux maladies des yeux et des oreilles, ont bien voulu nous conseiller dans la rédaction de notre travail inaugural.

HISTORIQUE.

C'est en Angleterre que la fièvre des foins a été observée et décrite pour la première fois ; elle n'a guère été étudiée que dans ce pays pendant la première moitié de ce siècle.

Herberden, cité par J. Bostock, paraît avoir soupçonné la maladie mais sans la décrire. John Bostock (1) le premier en a donné une bonne description. Après lui, Gordon, 1829, Elliotson, 1831, King, 1841, Hastings, 1850, Mackenzie, 1851, en ont parlé.

En 1855, elle a été signalée en Allemagne par L. After, Minden, 1855.

En 1860, le professeur Phœbus, de Giessen, observa un cas et recueillit dans les années qui suivirent, en Allemagne et à l'étranger, 58 cas qu'il a rapportés dans sa monographie (2).

(1) Of the catarrhus œstivus (Transaction medical and surgical), Society of London, 1819 et 1828.

(2) Der typische früshommer-katarrh, von P. Phœbus Giessen, 1862.

Cazenave, de Bordeaux, est le premier médecin français qui se soit occupé de cette affection (1), puis Fleury (2), et après eux Laforgue, de Toulouse, Dechambre, Duclos, Germain Sée, Trousseau, Gueneau de Mussy....

Enfin nous avons pu consulter deux thèses faites la même année, sur le hay fever, par le Dr A. Herbert, thèse de Paris, 1872, et par le Dr G. Bouffier, thèse de Montpellier, 1872.

DENOMINATION.

Le hay fever a été successivement appelé : fièvre des foins, asthme des foins, asthme périodique, asthme estival, asthme catarrhal d'été ; M. Guenau de Mussy a ensuite proposé la dénomination de Rhino-bronchite spasmodique qui repose sur la localisation anatomique de la maladie, mais qui n'est pas toujours exacte dans le cas, par exemple, où la maladie est constituée par le coryza et la conjonctivite sans qu'il y ait asthme, comme nous l'avons vu dans plusieurs observations.

Nous croyons avec Laforgue, Dechambre, que le nom de catarrhe d'été est un des meilleurs qui aient été donnés, sommer catarrh des Anglais, sommer katarrh des Allemands ; Phœbus, dont le travail est

(1) Gazette médicale de Paris, 1837.

(2) Journal du Progrès des sciences médicales, t. I, 1853.

le plus important, se sert de l'expression frühsommer katarrh, catarrhe du premier été, des premières chaleurs. Mais le catarrhe n'est pas le seul symptôme de la maladie, il n'est même pas le symptôme principal.

En conséquence, nous proposerons la dénomination de *catarrhe spasmodique d'été*, qui indique la naissance de la maladie et comprend en même temps les éléments d'importance presque égale dont se composent les actes morbides : l'élément catarrhal et l'élément spasmodique.

NATURE DE LA MALADIE

Plusieurs auteurs n'ont voulu voir dans cette maladie qu'une forme de l'asthme, tandis que d'autres en ont fait une affection spéciale des muqueuses oculo-respiratoires, absolument différente de la première.

C'est l'avis de la plupart des médecins anglais, excepté de Hyde Salter qui, avec Parrot en France, considère l'asthme de foin comme une varieté symptomatologique de l'asthme ordinaire, comme un véritable accès d'asthme dont le foin peut être la cause déterminante.

Nous croyons avec les médecins anglais qu'il faut considérer le catarrhe spasmodique d'été comme une maladie spéciale, mais présentant cependant quelques points de ressemblance avec l'asthme simple.

Phœbus et Dechambre séparent nettement les deux maladies ; suivant le dernier auteur, le hay fever est une affection à part dont la spécialité morbide tient à la réunion intime des deux éléments, catarrhe et spasme.

Le fait de la périodicité annuelle, qui est un des principaux traits de la maladie et la considération des symptômes viennent justifier cette manière de voir.

Le catarrhe spasmodique d'été apparaît dans les derniers jours de mai ou dans les premiers jours de juin, suivant le moment où apparaissent les premières chaleurs ; c'est ce que nous avons très-bien observé chez notre malade de la clinique de M. Galezowski qui a d'habitude sa fièvre de foin au mois de mai ; cette année à cause de la mauvaise saison les symptômes n'ont apparu qu'au mois de juin.

Cependant cette périodicité n'est pas soumise à des lois d'une rigueur absolue, car M. Gueneau de Mussy cite le cas d'un malade qui fut pris pour la première fois en hiver de coryza spasmodique, l'année suivante au mois de juin, la troisième attaque eut encore lieu au mois de juin ; mais elle n'en est pas moins bien établie pour cela, ce que nous ne rencontrons point dans l'asthme ordinaire qui éclate il est vrai plus fréquemment au printemps et en été, mais sans que ce soit à une époque déterminée.

Quant aux symptômes, pour mieux établir la différence entre les deux maladies disons tout de suite que le catarrhe d'été se présente sous deux formes. Tantôt on y observe successivement : coryza, conjonctivite, rougeur de la bouche, du pharynx et enfin catarrhe des voies respiratoires, d'où asthme ; le coryza et la conjonctivite disparaissant pour ainsi dire au bout d'un certain temps, reste la bronchite spasmodique : c'est la forme asthmatique dans laquelle il a même pu se faire que dès le début l'inflammation de la conjonctive et de la muqueuse nasale ait été au second plan. Dans l'autre au contraire, forme coryza, les yeux sont pendant longtemps le siége de picotements, de démangeaisons, les paupières rouges et œdématiées, avec cela coryza très-intense qui survient généralement avant la conjonctivite. M. Gueneau de Mussy nous a dit avoir vu des cas où le coryza a constitué, à lui seul, toute la maladie sans être suivi de conjonctivite ni de bronchite spasmodique. Dans l'observation de John Bostock, la maladie a été limitée pendant huit ans aux yeux et aux narines ; ce n'est qu'après ce temps que l'asthme est survenu.

Évidemment on ne peut établir aucune ressemblance entre l'asthme simple et le catarrhe spasmodique d'été sous cette deuxième forme. Mais dans sa première forme, la forme asthmatique, alors que le coryza et la conjonctivite ont perdu leur intensité et qu'il ne reste plus que la bronchite spasmodique, il est possible de confondre les deux maladies. Cependant l'asthme de foin est encore différent de l'asthme ordinaire par ses symptômes et par sa marche. Et d'abord l'asthme de foin a presque toujours été précédé de conjonctivite et de coryza assez intenses, ce qui n'existe pas dans l'asthme simple, quoique M. Parrot ait souvent trouvé un coryza léger et une conjonctivite légère. La maladie s'est développée par propagation de haut en bas : fosses nasales et conjonctives, bouche, pharynx, bronches; l'accès apparaît plus souvent pendant le jour, très-rarement pendant la nuit ; c'est plutôt une oppression continue arrivant peu à peu à la suffocation qu'une attaque subite comme dans l'asthme. De plus la maladie a un caractère progressif très-remarquable, Chaque jour les symptômes vont s'aggravant du matin jusqu'au soir, chaque année les symptômes sont de plus en plus marqués au fur et à mesure que les causes excitantes extérieures augmentent d'intensité.

Ces caractères : prédominance du catarrhe des muqueuses naso-pharyngées, oppression continuelle et diurne, la durée des attaques, leur retour à une époque déterminée, ne forment-ils pas assez de différences sensibles entre les deux maladies, et ne suffisent-ils pas à rapprocher le hay asthma autant des affections catharhales que de l'asthme simple?

Les points de ressemblance sont les suivants : l'une et l'autre maladie sont de nature nerveuse et ont une relation intime avec la goutte, l'arthritisme.

Les variations brusques de température sont nuisibles aux deux asthmes, tous les deux éclatant de préférence de mai à novembre que de novembre à mai; ils sont plus fréquents chez l'homme que chez la femme, ils sont héréditaires.

PATHOGÉNIE ET ETIOLOGIE

Le développement de la fièvre des foins exige selon nous deux choses :

1° Une susceptibilité spéciale ;

2° La présence des excitants.

On a beaucoup discuté à ce sujet et de ces discussions sont nées plusieurs théories.

La théorie parasitaire, théorie allemande, admettait le développement dans le mucus bronchique de parasites dont la présence était la cause des phénomènes spéciaux de la maladie.

Cette théorie s'est appuyée sur le succès du sulfate de quinine, ce qui ne prouve rien car ce médicament pouvait agir par absorption contre la périodicité de la maladie; cette théorie a été bien vite abandonnée de tous.

On a dit que l'asthme de foin n'était qu'un catarrhe des muqueuses oculo-respiratoires : c'est la théorie catarrhale; mais ce ne peut être uniquement une affection catarrhale, le hay fever est en effet très-intermittent et les anti-périodiques réussissent à le combattre. Il est vrai que les catarrhes chroniques, le catarrhe chronique des bronches en particulier ont ceci de commun avec le catarrhe spasmodique d'été qu'ils suivent aussi de très-près les variations brusques de température; mais les partisans de la théorie catarrhale n'ont tenu aucun compte du spasme bronchique, des éternuments qui le précèdent quelquefois sans interruption pendant plusieurs heures; en un mot, ils ont négligé le deuxième élément de la maladie, le plus important, l'élément spasmodique.

Avec Dechambre, nous ne donnerons au catarrhe que la seconde place mais en admettant que l'union intime des deux éléments est nécessaire pour constituer la maladie.

La théorie névrosique, au contraire, a trop négligé l'élément catarrhal et tend ainsi à rapprocher le catarrhe spasmodique d'été de l'asthme simple. Si la sécrétion bronchique, si la sécrétion conjonctivale ne sont pas très-abondantes, cependant elles existent très-évidemment, et la sécrétion nasale est si considérable que les malades sont sans cesse obligés de se moucher et qu'ils emploient jusqu'à dix et douze mouchoirs par jour.

« Dans le catarrhe d'été, dit M. Parrot, l'élément nerveux joue un rôle capital comme le prouve la susceptibilité nerveuse des malades, les troubles névropathiques observés chez les ascendants et l'influence des émotions vives sur les accès. »

M. N. Gueneau de Mussy veut que l'asthme de foin soit une maladie de goutteux, d'arthritique ; « d'ailleurs, dit-il, l'arthritisme a été très-souvent rencontré dans les antécédents des malades ou de leurs ascendants et la périodicité est commune aux affections arthritiques. » Le hay fever ne serait plus fréquent en Angleterre que parce que la goutte y est plus commune ; comme la goutte il est plus fréquent dans les classes riches ; il serait même lié à un exanthème survenant le plus souvent chez les arthritiques et coïncidant avec un urticaire. Nous trouvons dans la brochure de M. Gueneau de Mussy sur les affections herpétiques internes, qu'il nous a lui-même communiquée : « Je crois avoir prouvé que l'asthme de foin est lié à la présence d'un exanthème arthritique sur la muqueuse, exanthème succédant souvent à des éruptions cutanées dont on peut suivre la marche envahissante sur les téguments de la face jusqu'à la muqueuse nasale ; alors fait explosion le coryza spasmodique, prélude habituel de l'asthme. » Il cite le cas d'un malade qui a eu un urticaire chronique pendant 6 à 7 ans, cet urticaire a cédé sous l'influence de l'arsenic et de bains alcalins ; l'année suivante, au mois de mai, coryza persistant. Sa sœur a depuis 2 ou 3 ans de l'urticaire chronique.

Nous ne parlerons pas de la théorie parasitaire

abandonnée depuis longtemps, mais nous pensons que la maladie qui fait le sujet de notre thèse est à la fois d'origine catarrhale et d'origine nerveuse; le catarrhe spasmodique d'été paraît essentiellement constitué par ces deux éléments. Que l'élément catarrhal soit absolument lié à la présence d'un exanthème arthritique sur les muqueuses respiratoires, comme le dit M. Gueneau de Mussy, nous l'admettons volontiers mais nous n'avons point trouvé cette éruption dans la conjonctivite de la fièvre de foin, nous n'y avons point trouvé les fines granulations dont on a parlé, et M. Galezowski dit que dans tous les cas qu'il a vus, la conjonctivite avait l'aspect qu'elle a dans la conjonctivite catarrhale peu intense.

En résumé, nous dirons donc que le catarrhe spasmodique d'été est une maladie spéciale, différente de l'asthme simple qui survient chez des individus prédisposés par un tempérament nerveux, joint à une susceptibilité catarrhale qui serait sous la dépendance de l'arthritisme, et qui se manifestera sous l'influence de certaines causes dont nous allons parler.

Nous ne nous arrêterons pas à l'idée émise par quelques auteurs que la fièvre de foin est une intoxication. Il est possible que les émanations du foin aient une propriété excitante particulière, mais elle ne peut suffire à elle seule pour faire naître la maladie. Pour rejeter cette prétendue intoxication, il suffit de penser qu'il est à peu près évident, aujourd'hui, que l'hérédité joue un grand rôle dans la fièvre de foin. Elliotson a cité une observation où une dame, son père et trois de ses enfants étaient atteints de la maladie. Phœbus est arrivé à ces conclusions : sur cinquante-neuf malades dont il a pu avoir des renseignements, trente-six fois il y avait des membres de la famille affectés également de la maladie. Or, peut-on admettre qu'une intoxication se transmette ainsi héréditairement, et peut-on soutenir qu'un enfant aura la fièvre de foin sous prétexte que son père aura respiré les odeurs du foin au moment de sa maturité? Au contraire, quoi de plus transmissible que l'élément nerveux et arthritique?

Dans son article Asthme du Dictionnaire encyclopédique des sciences médicales, M. Parrot dit que les individus atteints comptent dans leurs parents des personnes sujettes au catarrhe bronchique et aux affections nerveuses.

On a aussi beaucoup discuté sur les différentes causes qui font éclater les maladies chez les personnes qui y sont prédisposées. Beaucoup d'auteurs, presque tous les médecins anglais et avec eux quelques médecins français considèrent que c'est surtout le foin qui est la cause de la maladie. En France, au contraire, presque tous les auteurs, parmi lesquels Trousseau, N. Guenau de Mussy, font de la fièvre de foin une maladie saisonnière où la chaleur des rayons solaires et la grande lumière sont la principale cause de la maladie. John Bostock, le premier qui ait bien décrit la maladie en Angleterre, est aussi de cet avis.

Il faut considérer que la maladie débute ordinairement au mois de mai ou au plus tard au mois de juin, époque à laquelle il n'y a que peu ou point de foin coupé, qu'elle atteint les gens de la classe aisée (sur 68 cas, 20 nobles et 48 bourgeois), qui par leur genre de vie sont bien moins exposés à respirer les odeurs du foin, tandis qu'on cite très-peu de paysans atteints de cette maladie. Elle revient chaque année à peu près à la même époque, quelles que soient les conditions de la fenaison, et elle coïncide bien plus avec les premiers jours de chaleur qu'avec la maturité du foin.

Nous dirons, avec M. Parrot, que ce n'est probablement pas dans les émanations des foins qu'il faut chercher la vraie cause du mal, mais dans les conditions atmosphériques qui sont toujours les mêmes au temps de la maturité de ces plantes. De nombreuses observations de Phœbus montrent que leur action est beaucoup plus propre à exagérer le catarrhe d'été déjà existant qu'à le faire naître. Nous n'hésitons donc pas à considérer les premières chaleurs de l'année, coïncidant avec un éclat plus grand et une action plus prolongée de la lumière, comme la vraie cause du hay fever.

D'ailleurs, comment expliquer la naissance de la maladie chez les citadins qui ne sont nullement en rapport avec les émanations des plantes, à moins d'admettre une influence se faisant sentir à plusieurs lieues de distance? On a cité, il est vrai, des cas où la maladie était améliorée par le séjour dans les grandes villes, par les promenades sur le bord de la mer, mais nous attribuons ces changements dans la maladie aux variations de température qui ont coïncidé avec le changement de résidence. Les médecins anglais sont à peu près unanimes à reconnaître que le séjour à Londres améliore la maladie, mais il y a de nombreuses exceptions à cette règle, et un certain nombre de malades ont observé une amélioration réelle sous le rapport de l'intensité et de la répétition des accès lorsqu'ils ont quitté la ville pour la campagne (Ramadge).

L'action du foin paraît bien incertaine et bien peu constante par ce fait qu'on a accusé tantôt d'autres plantes, tantôt des substances animales ou minérales. On a accusé l'antoxantum de Linné (Anglais), le seigle en fleurs (Allemands), le lolium perenne, l'alopecurus, l'agrostis, la rose, d'où le nom de rose fever, la graine de lin, la fleur de haricots, l'ipéca, le maïs, etc., les algues (Gordon), l'odeur de chien, de chat, les poussières de rue et d'autres poussières... Cette différence d'opinion sur l'espèce des plantes, des odeurs ou des poussières les plus actives à faire naître la maladie est pour nous une bonne raison de refuser à toutes ces substances une place importante dans l'étiologie du catarrhe spasmodique d'été. Nous ne nierons pas cependant que ces causes puissent être quelquefois déterminantes et surtout aggravantes, mais il est évident qu'il faut que la maladie soit constituée d'avance par les deux éléments que nous avons établis et sur lesquels les premières chaleurs, la grande lumière et les variations brusques de température sont seules capables d'avoir une influence constante. Si la fièvre de foin s'est quelquefois manifestée plus vite ou plus fortement à la suite d'excursions dans les champs, ce n'est pas parce qu'on a respiré l'odeur des foins, des blés ou d'autres plantes, mais parce qu'on a subi plus directement et plus longtemps l'influence de l'atmosphère.

D'ailleurs cette maladie est essentiellement rémittente ; pendant les trois mois qu'elle dure, le plus souvent il y a des alternatives d'exacerbation et de rémission, celle-ci ne manquant guère d'arriver quand le temps est humide et modérément chaud, l'air tranquille et et le ciel couvert; un temps sombre et froid suffit à faire disparaître les symptômes.

Nous avons trouvé dans la plupart des auteurs pour qui le foin est la cause productrice de la maladie plusieurs observations où les malades, dès le début de l'affection, ne pouvaient plus sortir sans voir augmenter leurs souffrances et qui ne trouvaient de soulagement que dans une cave où il faisait plus frais et où arrivait peu de lumière.

Abboth Smith et le Dr Fleury citent chacun une observation de ce genre.

Après ces considérations générales qui étaient surtout le but de la première partie de notre thèse, nous ne dirons que quelques mots de la symptomatologie et du traitement de la fièvre des foins.

SYMPTOMES.

On peut considérer qu'il y a deux variétés du catarrhe spasmodique d'été : 1° une variété légère où les symptômes sont moins intenses et peuvent disparaître d'un moment à l'autre ; une variété plus grave où il y a des prodromes, une période d'état, une période de déclin. Cette division faite par quelques auteurs n'a pas grande importance.

La maladie débute le plus souvent par un coryza remarquable par sa longue durée, qui peut exister seul au moins pendant un certain temps. L'écoulement nasal est très-abondant, le malade éternue par crises jusqu'à 50 et 100 fois de suite et ces éternuments ne le soulagent pas du tout ; puis survient de la conjonctivité avec larmoiement, puis rougeur et picotements dans la bouche et dans le pharynx, cette inflammation pouvant se propager jusqu'au larynx et jusqu'à l'oreille moyenne par la trompe d'Eustache.

Lorsqu'il y a des prodromes ce sont : du vertige, une céphalalgie assez intense, des douleurs dans les diverses régions de la face avec excitabilité nerveuse très-accentuée. Les symptômes sont accompagnés ou non d'un mouvement fébrile peu intense.

Les symptômes thoraciques peuvent se manifester le même jour que ceux que nous venons de décrire; quelquefois ils mettent plusieurs semaines, plusieurs années à paraître, parfois enfin ils ne paraissent pas. Rappelons ici l'observation du Dr John Bostock où, le coryza et la conjonctivite furent les seuls symptômes pendant huit ans et c'est après cette époque seulement que survinrent les lésions du côté des poumons. C'est un catarrhe des voies bronchiques caractérisé par de la toux, une dyspnée souvent intense s'aggravant vers la fin de la journée, des râles bruyants, quelquefois muqueux et une expectoration suivie d'un soulagement notable.

Tous ces phénomènes obéissent surtout, comme nous l'avons dit souvent, aux variations de température, surviennent à une époque déterminée, et s'aggravent avec le temps chaud et le grand soleil pour diminuer quand le temps est frais et sombre.

TRAITEMENT.

On a eu recours à plusieurs agents thérapeutiques : antiphlogistiques et révulsifs généraux et locaux; calmants : opium, belladone, atropine; excitants et altérants du système nerveux; anti-périodiques : sulfate de quinine ; toniques généraux et en première ligne l'hydrothérapie.

Les avis des auteurs sur l'action de la plupart de ces médicaments sont très-partagés.

L'hydrothérapie nous a paru un des traitements les plus actifs de la maladie; on a préconisé l'eau froide, localement et en douches générales. C'est le Dr Fleury qui en a tiré le plus d'avantages, non-seulement contre la maladie, mais comme traitement préventif. Phœbus accorde une grande influence à ce traitement ainsi qu'au sulfate de quinine et au quinquina qu'il a administrés à haute dose.

Le tabac à fumer a été très-recommandé pendant les attaques de suffocation (Salter); les malades qui ont l'habitude de fumer l'emploient très-communément. L'usage des cigarettes de camphre est très-répandu en Angleterre.

DE LA CONJONCTIVITE DANS LA FIÈVRE DES FOINS.

Nous avons parlé dans la symptomatologie de la conjonctivite qui succède le plus souvent au coryza; cette affection de la muqueuse oculaire n'est pas seulement un symptôme, elle peut constituer à elle seule toute la maladie. Nous ne croyons pas cependant que le coryza puisse n'apparaître qu'en second lieu et être précédé pendant plusieurs jours d'une conjonctivite ; il est toujours vrai de dire que la muqueuse oculaire ne s'enflamme que par l'intermédiaire du canal lacrymal, et que les fosses nasales sont le point de départ de l'inflammation. Mais le coryza peut disparaître ainsi que tous les autres symptômes et la conjonctivite persister longtemps au point de faire croire à une affection oculaire indépendante de la fièvre des foins.

La conjonctivite du hay fever mérite donc d'être mentionnée comme maladie, et elle offre d'autant plus d'intérêt qu'elle est de nature toute particulière. S'il est possible, en ne tenant compte que des symptômes physiques, de la confondre avec la conjonctivite catarrhale, elle a des caractères propres, des symptômes physiologiques qui permettent de la distinguer facilement.

Il y a trois symptômes principaux qui dominent toute la scène. Ce sont : 1° les démangeaisons dans les paupières et particulièrement dans les bords ciliaires ; ces démangeaisons sont tellement fortes qu'il est presque impossible au malade de résister à l'envie de se gratter ; elles existent jusque dans les sourcils ; 2° un larmoiement très-considérable qui par accès devient tellement intense que les larmes coulent sur les joues ; 3° une photophobie très-forte qui fait que le malade ne redoute rien tant que les rayons du soleil ; il reste plutôt chez lui que de s'y exposer, et n'éprouve de bien-être véritable que dans une cave ou une chambre obscure.

A côté de ces symptômes principaux qui suffisent déjà à différencier la conjonctivite de la fièvre de foin de la conjonctivite catarrhale ordinaire, il y en a d'autres moins constants, il est vrai, mais qui ont cependant leur valeur. Les paupières sont rouges, tuméfiées, ce qui est la suite de l'irritation produite par le malade qui ne peut s'empêcher de gratter ses paupières. Les caroncules lacrymales sont gonflées. On a observé le développement anormal de cils sur la caroncule; c'est là, croyons-nous, une simple coïncidence. Dans la première de nos observations, la conjonctivite est accompagnée de blépharite pithyriasique. Est-ce là aussi une coïncidence ou bien est-ce un symptôme ? Il faut en tenir compte et la considérer comme une preuve venant à l'appui de l'opinion de M. Gueneau de Mussy, qui admet la relation de la fièvre de foin et de l'arthritisme.

La conjonctivite de la fièvre de foin a tout à fait l'apparence d'une coujonctivite catarrhale : la conjonctive palpébrale est rouge, et cette rougeur s'étend parfois sur la conjonctive bulbaire, les vaisseaux sont dilatés; la sécrétion catarrhale n'est pas considérable, bien moins qu'elle ne l'est généralement dans la conjonctivite catarrhale aiguë, elle suffit à peine à coller un peu les paupières le matin.

M. Galezowski a observé que la conjonctivite ne

se modifie pas avec le changement de résidence; les personnes qui en sont affectées en souffrent aussi bien à la ville et à la campagne.

Les traitements employés contre la conjonctivite catarrhale ordinaire sont absolument sans effet, ce qui nous montre une fois de plus la différence entre ces deux affections. Tout ce qui réussit dans la conjonctivite ordinaire : collyres, astringents, lotions chaudes, cautérisations, rien de tout cela ne peut calmer la conjonctivite de foin. C'est en voyant l'insuccès de ces agents thérapeutiques que M. Galezowski, s'arrêtant au symptôme photophobie, le plus tranché et le plus pénible à supporter pour les malades, et voyant que la pupille chez les individus atteints de cette maladie était large et paresseuse, a eu l'idée de lutter contre la photophobie en employant le collyre à l'ésérine, qui diminue le champ pupillaire, et par conséquent la quantité de lumière qui va impressionner la rétine. Trois des observations que nous empruntons au recueil ophthalmologique de M. Galezowski montrent le succès de cette méthode. Partout où M, Galezowski l'a employée, il a obtenu une diminution immédiate de la photophobie et amoindrissement des autres symptômes, et cette amélioration persiste quelques heures après l'instillation du collyre. Il suffit d'instiller de nouveau une goutte d'ésérine pour continuer le résultat obtenu et arriver même à la guérison. Malheureusement l'ésérine a l'inconvénient, comme le prouvent nos observations, de produire chez la plupart des malades du vertige et des maux de tête assez forts. M. Galezowski a alors songé à remplacer le collyre à l'ésérine par le collyre à la pilocarpine, et il a obtenu chez un malade (observation II) avec ce médicament comme avec le premier une amélioration, moins sensible, il est vrai, mais cependant très-marquée et sans qu'il y ait eu jusqu'ici de vertiges ni de maux de tête. Ces expériences ne sont pas encore suffisantes pour faire admettre définitivement le collyre à la pilocarpine de préférence à l'ésérine.

Nous regrettons de n'avoir pu suivre jusqu'au bout le malade que nous avons eu sous les yeux à la clinique de M. Galezowski ; nous aurions voulu essayer chez lui la pilorcapine et l'ésérine alternativement et nous rendre exactement compte des avantages et des inconvénients de chacun de ces médicaments.

Observation I.

M. X..., âgé de 32 ans, est venu consulter M. Galezowski au commencement de septembre 1878, pour une maladie des yeux persistante dont il ne peut se débarrasser.

Ce malade est atteint depuis six ans de la fièvre des foins ; chaque année après les trois ou quatre premiers jours de soleil un peu chaud les symptômes apparaissent. Ce sont des éternuments jusqu'à quarante et cinquante fois de suite, quelquefois pendant une heure ou deux. Il se fait un écoulement très-abondant par le nez, qui nécessite l'emploi de cinq à six mouchoirs par jour. Le malade éprouve des étourdissements lorsqu'il sort dans la rue, mais ce qui le gêne le plus c'est une photophobie très-intense qui s'aggrave encore quand le temps est chaud ou le soleil brillant.

Ces symptômes qui ont apparu au mois de juin 1878 ont disparu pour la plupart lorsque le malade vient consulter M. Galezowski. Il se plaint de picotements, sensations de graviers dans les yeux, d'un larmoiement très-considérable; il redoute la grande lumière et éprouve de fortes démangeaisons qui le portent sans cesse à se gratter.

On constate : injection péricornéenne et du cul-de-sac conjonctival, rougeur et gonflement de la caroncule, mucosités en très-petite quantité, qui suffisent à peine à coller les paupières le matin. Enfin il y a blépharite pithyriasique. M. Galezowski ayant diagnostiqué une conjonctivite des foins, et sachant combien cette maladie est rebelle au traitement ordinaire de la conjonctivite catarrhale : sulfate de zinc, lotions chaudes, etc., n'a pas hésité à essayer l'ésérine qui lui avait bien réussi chez quelques autres malades; il l'emploie à la dose suivante :

Sulfate neutre d'ésérine,	0,02 cent.
Eau distillée,	10 gr.

Dès les premières instillations de ce collyre, le malade se trouvait immédiatement soulagé, et ce soulagement a duré pendant trois heures environ pour une instillation ; mais l'ésérine a occasionné chez ce malade des maux de tête assez forts pour l'obliger à rester couché.

Le 12 juin, collyre à la pilocarpine, avec lequel le malade a éprouvé aussi un soulagement immédiat, mais moindre qu'avec l'ésérine.

Ce malade n'étant pas encore revenu à la consultation, nous n'avons pu savoir si la pilocarpine a produit chez lui les maux de tête de l'ésérine.

Observation II.

M. B..., Américain, souffre de la fièvre de foin depuis vingt ans. Chaque année dès les premières chaleurs, qu'il soit en Amérique ou en France, il est pris des symptômes que nous connaissons, parmi lesquels le plus marqué est la conjonctivite.

Au mois de mars 1878, il vient consulter M. Galezowski qui constate conjonctivite catarrhale avec démangeaisons, larmoiement, injection, mais surtout avec photophobie intense qui empêche le malade de sortir au grand soleil.

15 mai. Instiller matin et soir une goutte de collyre d'ésérine à 0,02 centigrammes pour 10 grammes.

Depuis le malade va infiniment mieux, mais il se plaint de vertiges et de maux de tête qui doivent être mis très-évidemment sur le compte de l'ésérine.

2 juin. Collyre à la pilocarpine; le soulagement est

aussi très-marqué, mais moindre cependant qu'avec l'ésérine ; en revanche pas de maux de tête, pas d'étourdissements.

Jusqu'à ce traitement institué par M. Galezowski, ce malade avait tout fait sans voir survenir aucune amélioration. Le Dr Reinholdt, de Boston, était allé jusqu'à couper tous les vaisseaux autour de la cornée, il y a quinze ans, et cela sans aucun résultat.

Ces deux observations montrent bien que la conjonctivite de foin peut exister seule après la disparition des autres symptômes du hay fever et qu'elle est de nature particulière. Nous y trouvons aussi la confirmation de ce que nous avons affirmé dans la première partie de notre thèse; nous voyons réunis dans la conjonctivite l'élément catarrhal et l'élément nerveux avec prédominance de ce dernier; le symptôme principal, celui dont se plaignent surtout les malades, c'est la photophobie ou sensibilité à la lumière et en effet le médicament qui réussit le mieux est celui qui en resserrant la pupille permet à une moins grande quantité de lumières de pénétrer dans le fond de l'œil.

Observation III.

(*Recueil d'ophthalmologie*, Galezowski.)

M. le comte de B... se présente à ma consultation le 6 mai 1876, pour se soigner d'une conjonctivite contractée en 1871. Cette affection est caractérisée par un catarrhe accompagné de larmoiement très-abondant, d'écoulement nasal avec éternument constant. C'est le soleil du printemps qui l'éblouit surtout. Les jours sombres avec le ciel couvert lui sont favorables : ses yeux pleurent moins, l'éternument s'arrête complétement. A l'examen je constate une légère conjonctivite, les paupières sont très-peu rouges et un peu boursouflées ; quelques petites mucosités s'aperçoivent dans le cul-de-sac conjonctival ; la cornée et les membranes internes de l'œil sont saines, l'acuité visuelle est complète. Le comte de B... a essayé depuis 1871 de tous les traitements possibles sans aucun résultat, les collyres astringents ne faisaient qu'augmenter l'irritation. En présence de tous ces insuccès, le malade renonça à tout traitement pendant deux ans consécutifs.

Il ressort de cette observation un fait incontestable : que l'éclat du soleil était la cause la plus violente d'irritation pour les yeux, et j'ai eu l'idée d'avoir recours à l'ésérine qui en contractant la pupille pouvait atténuer les effets d'une trop vive lumière sur la rétine.

L'expérience m'a donné complétement raison, car le malade se trouva immédiatement soulagé. Pendant les premiers huit jours, l'ésérine occasionnait des douleurs très-vives au front et à la tempe, qui se prolongeaient parfois de deux à quatre heures, mais dès le huitième ou neuvième jour, l'œil commença à supporter le collyre sans souffrance.

En voyant le malade le 7 août de la même année,

j'ai pu constater sa guérison à condition qu'il continue à employer de temps en temps son collyre à l'ésérine. Le comte de B... revient me voir tous les ans, et j'ai eu l'occasion de constater encore l'année dernière que l'efficacité de l'ésérine ne s'est pas démentie une seule fois depuis qu'il l'emploie.

Observation IV.

(*Recueil d'ophthalmologie*, Galezowski.)

M. M..., âgé de 19 ans, demeurant à Saint-Ouen, a été soigné par moi en 1877 pour une conjonctivite très-rebelle que j'avais prise pour une conjonctivite catarrhale, et dont le traitement était resté inefficace pendant tout l'été. Le 3 juin le jeune homme revint me voir, car il commençait de nouveau à souffrir de sa conjonctivite..... Le collyre à l'ésérine instillé tous les matins lui avait amené un soulagement immédiat.

Observation V.

(*Recueil d'ophthalmologie*, Galezowski.)

J'étais appelé en 1877 auprès du fils de la princesse de L..., âgé de 6 ans, et qui souffrait d'une conjonctivite légère depuis deux ou trois mois. Il s'agissait en apparence d'une conjonctivite catarrhale contre la quelle je lui avais prescrit des lotions chaudes, et le collyre à l'acétate de plomb d'abord, au sulfate de zinc ensuite. Ce traitement amena quelque soulagement et j'ai perdu l'enfant de vue; lorsqu'en 1878 la princesse de L... m'appela de nouveau, car son enfant avait repris à l'approche du printemps un très-fort rhume accompagné d'un larmoiement très-abondant et d'une conjonctivite avec photophobie. Je me suis convaincu facilement qu'il s'agissait d'une fièvre de foin; les accidents oculaires n'étaient que consécutifs à cette maladie.

J'ai prescrit l'instillation du collyre à l'ésérine une ou deux fois par jour pendant deux semaines, et ensuite une goutte tous les deux ou trois jours. Sous l'influence de ce traitement l'état des yeux de l'enfant s'est amélioré très-rapidement, le larmoiement a cessé.

Observation VI.

(*Recueil d'ophthalmologie*, Galezowski.)

Madame M..., âgée de 58 ans, vint me consulter le 3 juin 1878 pour les phénomènes oculaires suivants qu'elle éprouvait depuis trois ans. Pendant chaque année, elle a les yeux très-irrités, sensibles à la lumière et larmoyants d'une manière presque constante. Ils sont châssieux et parfois collés le matin. Elle ne souffre jamais en hiver mais seulement pendant trois ou quatre mois d'été. Ne trouvant aucune lésion des voies lacrymales, les conjonctives étant à peine injectées, j'ai dû conclure à une conjonctivite des foins. J'ai prescrit l'instillation du collyre à l'ésérine, mais la malade n'a pas pu continuer longtemps ce traitement, d'abord parce qu'elle en éprouvait de très-fortes douleurs périorbitaires, et ensuite parce qu'il lui semblait que ce collyre ne lui procurait aucun soulagement.

Si le collyre à l'ésérine produit le plus souvent une amélioration très-sensible de la conjonctivite des foins, et s'il arrive que quelques malades après avoir souffert pendant quelques jours de maux de tête peuvent s'habituer à l'action de ce médicament et le supporter facilement comme le montrent les observations III, IV et V, il peut arriver que d'autres malades y soient plus sensibles et aient des douleurs de tête assez fortes pour leur faire abandonner ce médicament malgré le soulagement immédiat qu'il leur procure. C'est dans ces derniers cas qu'il faut essayer le collyre à la pilocarpine.

DE L'OTITE CATARRHALE

DANS LA FIÈVRE DES FOINS

Dans nos recherches sur la fièvre des foins, nous avons noté que la fluxion congestive des fosses nasales pouvait se propager à l'oreille par la trompe d'Eustache (Gueneau de Mussy) ; que presque toujours dans le hay fever il y avait des bourdonnements (Germain Sée).

Frappé de cela, nous avons voulu savoir quelle était la juste valeur de ces symptômes cités par les uns et complétement passés sous silence par beaucoup d'autres.

Nous nous sommes demandé s'il n'était pas de ce symptôme comme de la conjonctivite, s'il ne pouvait y avoir une lésion de l'oreille persistante pouvant survivre aux autres symptômes et attirer assez l'attention du malade pour le porter à consulter le médecin.

Nous avons consulté à ce sujet notre maître en otologie M. Ladreit de Lacharrière qui nous a dit en effet qu'il ne se passait pas d'années qu'il ne fût consulté plusieurs fois pour des obstructions catarrhales de la trompe d'Eustache ou des otites catarrhales ayant succédé à la fièvre des foins.

Les conditions sociales des personnes qui sont généralement atteintes du hay fever ne m'ont pas permis de rencontrer ces lésions de l'oreille à la clinique gratuite de M. Ladreit de Lacharrière que nous avons suivie pendant plusieurs mois.

Voici l'opinion de M. Ladreit de Lacharrière sur ces affections.

L'obstruction de la trompe et l'otite catarrhale sont très-fréquentes presque constantes dans le hay fever; elles persistent quelquefois alors que les autres symptômes ont complétement disparu. Ces lésions sont très-persistantes et sont accompagnées de bourdonnements qui ont le plus souvent le caractère de bruit de conque (quelquefois c'est un bruissement), et de surdité plus ou moins prononcée. L'obstruction de la trompe peut exister seule, elle est le plus souvent accompagnée d'otite catarrhale. Un certain degré d'engouement de la muqueuse de la trompe s'oppose à la pénétration de l'air dans l'oreille moyenne par le procédé de Valsalva, mais l'insufflation à l'aide du cathéterisme est toujours possible.

A l'otoscope on trouve la membrane du tympan rétractée et rapprochée de la paroi interne de la caisse, le manche du marteau est relevé, souvent presque horizontal, l'apophyse externe est saillante en un mot tous les symptômes de l'obstruction de la trompe et parfois une teinte louche qui dénote un catarrhe de la caisse ayant succédé évidemment à l'inflammation de la trompe d'Eustache. Car ici comme pour la conjonctivite c'est le coryza qui a été primitif et l'oreille moyenne ne s'est enflammée que par propagation.

L'otite catarrhale des foins et l'obstruction de la trompe d'Eustache résistent à tous les traitements tant que le coryza persiste. Il n'y a pas de traitement spécial.

M. Ladreit de Lacharrière conseille de priser plusieurs fois par jour la poudre suivante :

Sucre candi 10 grammes,
Calomel 0,10 centig.

et de prendre des eaux sulfureuses.

Mais c'est surtout le cathétérisme qui agit, en rétablissant les fonctions; il permet à l'air de pénétrer dans la caisse et par suite la membrane peut reprendre sa position, d'où disparition de la surdité et des bourdonnements et guérison définitive.

On a signalé l'otite externe catarrhale dans la fièvre de foin; M. Ladreit de Lacharrière ne l'a jamais rencontrée.

INDEX BIBLIOGRAPHIQUE.

John Bostock. — Of the catarrhus œstivus (Transactions medical and surgical Society of London, 1819 et 1828).

John Elliotson. — (London medical Gazette, 1831.)

Cazenave (de Bordeaux). — (Gazette médicale de Paris, 1837.)

Wilkinson King. — On summer asthma (London me dical Gazette, 1843).

John Hastings. — Treatment on diseases of larynx and trachea (London, 1850).

F. W. Mackenzie. — Remarks on the nature and treatment of hay fever (London Journal of med., 1851).

L. After. — Die curmuttel zu ocynhausen, etc. (Minden, 1855).

Ph. Phœbus. — (Gazette hebdomadaire, 1859.)

L. Fleury. — De la maladie de foin (Journal du progrès des sciences médicales, 1859).

Laforgue (de Toulouse). — Observation du catarrhe d'été (Union médicale et Gazette des hôpitaux, janvier 1860).

Dechambre. — Deux nouvelles observations de catarrhe d'été (Gaz. hebdomadaire, février 1860).

Hyde Saltèr. — On asthma its pathology and treatment (London, 1860).

Ph. Phœbus. — Der typische frühsommer Katarrh oder das sogenannte Heuasthma (Giessen, 1862).

Duclos. — Bulletin général de thérapeutique (1863).

Abboth Smith. — Observations on hay fever (Med. times and Gaz., 1863).

H. Melville. — Hay fever (The Lancet, 1864).

G. Sée. — Dictionnaire de médecine et de chirurgie pratiques, art. Asthme (1865).

Parrot. — Dictionnaire encyclopédique des sciences médicales (t. VI, 1867).

Trousséau. — Clinique de l'Hôtel-Dieu (t. II, Paris, 1868).

N. Gueneau de Mussy. — Gazette des hôpitaux (1868) et Gazette hebdomadaire (janvier 1872).

G. Bouffier. — Thèse de Montpellier, 1872, sur l'asthme de foin.

A. Herbert. — Thèse de Paris, 1872, sur l'asthme de foin.

Paris, A. Parent, imprimeur de la Faculté de Médecine, rue Mr-le-Prince, 31.

www.ingramcontent.com/pod-product-compliance
Ingram Content Group UK Ltd.
Pitfield, Milton Keynes, MK11 3LW, UK
UKHW012114240726
13965UKWH00004B/1754